PUBLICATIONS DU JOURNAL DES SCIENCES MÉDICALES DE LILLE.

NOTE SUR DEUX CAS

DE

HERNIES INGUINALES ÉTRANGLÉES,

L'UNE INTRA-PARIÉTALE
ET L'AUTRE INGUINO-INTERSTITIELLE,

Par le Dr A. FAUCON,

Professeur de clinique chirurgicale à la Faculté libre de médecine de Lille ,
Membre correspondant de la Société de chirurgie de Paris
et de l'Académie de médecine de Belgique.

PARIS,
LIBRAIRIE J. B. BAILLIERE ET FILS
19, RUE HAUTEFEUILLE, 19
(près du boulevard Saint-Germain)
1882.

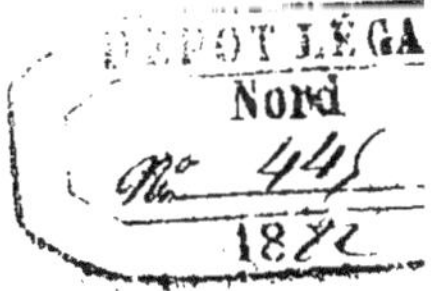

NOTE SUR DEUX CAS

DE

HERNIES INGUINALES ÉTRANGLÉES,

L'UNE INTRA-PARIÉTALE
ET L'AUTRE INGUINO-INTERSTITIELLE ([1]),

Par le Dr A. FAUCON,

Professeur de clinique chirurgicale à la Faculté libre de médecine de Lille,
Membre correspondant de la Société de chirurgie de Paris
et de l'Académie de médecine de Belgique.

————\\\\\\\\\\\\————

On observe des hernies inguinales qui s'étranglent sans avoir franchi l'anneau superficiel. J'ai l'honneur d'adresser à l'Académie la relation de deux cas de ce genre, avec quelques réflexions sur certains points litigieux de cette question de pathologie herniaire.

Ces sortes de hernies sont connues de longue date, mais leur histoire est encore passablement obscure. On n'est pas même d'accord sur le terme qui doit servir à les désigner.

La dénomination qui semble avoir prévalu est celle de *hernies interstitielles*. Mais c'est là un qualificatif inacceptable, s'il doit être pris comme terme générique. En l'appliquant à toutes les variétés observées jusqu'à ce jour, on arriverait à ne plus s'entendre ; je n'en veux d'autre preuve que la discussion qui a eu lieu en 1878 à la Société de chirurgie de Paris, et dans laquelle les plus éminents chirurgiens n'ont pu se mettre d'accord sur la signification précise qu'il convient

---

(1) Mémoire présenté à l'Académie de médecine de Belgique.

d'attribuer à cette expression de hernie *interstitielle* ; l'un d'eux, M. Trélat, a très justement fait remarquer une confusion qu'il serait utile de faire disparaître [1]. La chose serait aisée si, au lieu d'étayer une appréciation générale sur des observations personnelles et par là-même insuffisantes, chacun prenait pour base l'ensemble des faits relatés dans les annales de l'art. On aurait ainsi des descriptions conformes à la vérité historique et à l'observation clinique.

Pour éviter toute équivoque, il convient de diviser en deux groupes la variété des hernies que l'on désigne aujourd'hui sous le nom de hernies inguinales *interstitielles* et de les séparer nettement des hernies *ventrales* qui présentent avec elles quelques traits communs.

Le premier groupe comprendra les hernies inguinales surprises par l'étranglement, avant *d'avoir dilaté* le canal et parfois même avant de l'avoir franchi dans tout son parcours : nous proposons pour elles le nom de hernies *intra-pariétales*, que nous empruntons à Dance [2].

Dans le second groupe nous rangerons les hernies qui se créent aux dépens du canal qu'elles distendent, des muscles qu'elles refoulent et décollent, une loge artificielle dans l'*interstice* des divers plans de la paroi abdominale : nous leur réserverons le nom de hernies *inguino-interstitielles*, qui leur a été donné par Goyrand [3].

Ces deux variétés seront pour nous tout à fait distinctes d'un autre genre de hernies qui, elles aussi, élisent leur domicile dans les interstices des muscles abdominaux, *mais en dehors du canal inguinal :* ces dernières doivent être rangées dans la classe des hernies *ventrales*. Il est d'autant plus important de faire cette distinction que les hernies ven-

---

[1] *Bull. et Mém. de la Soc. de Chirurgie*, t. IV, p. 365, 369 et suiv.

[2] Dance. *Thèse de Paris*, 1835.

[3] Goyrand. *De la hernie inguino-interstitielle*, in *Mém. de l'Acad. de Méd. de Paris*, t. V, p. 14, et *Clinique chirurgicale du Dr Goyrand*, Paris, 1870, p. 364.

trales interstitielles, heureusement exceptionnelles, nécessitent le plus souvent la gastrotomie.

Il ne saurait être question des hernies *réduites en masse :* elles constituent une variété tout à fait différente.

Les hernies inguinales intra-pariétales et inguino-interstitielles peuvent sortir de l'abdomen soit par l'orifice inguinal profond, soit par une éraillure, une ouverture anormale du fascia transversalis. C'est là une distinction importante pour la pratique, lorsqu'elle peut être établie au moment d'une opération, et M. Terrier a eu raison de la rappeler dans la discussion dont nous avons parlé ; mais elle ne saurait motiver une classification spéciale.

Cette subdivision que nous proposons pour le second degré des hernies inguinales n'a rien de subversif ; elle s'applique aussi bien aux hernies congénitales qu'aux hernies ordinaires; il n'est pas jusqu'aux hernies insolites (directes et obliques internes) dans le cadre desquelles elle ne puisse rentrer. Elle ne nécessite aucune dénomination nouvelle ; seulement, au lieu d'employer des noms différents pour la même hernie ou une appellation commune pour des cas dissemblables, on a l'avantage d'appliquer à chaque variété le qualificatif qui lui convient.

Telle est l'idée qui nous a engagé à diviser cette note en deux paragraphes, consacrés l'un à la hernie intra-pariétale, l'autre à la hernie inguino-interstitielle.

Nous n'avons pas l'intention d'envisager la question sous toutes ses faces : nous nous bornons à quelques considérations qui nous ont été suggérées par les deux cas que nous avons observés.

A. — HERNIE INTRA-PARIÉTALE.

Obs. I. — *Hernie intra-pariétale étranglée. — Réduction par le taxis avec le chloroforme. — Retour des accidents d'étranglement. Incision des téguments jusqu'au sac, taxis immédiat. — Guérison.* (1)

Corbel François, 17 ans, varouleur, entre à l'hôpital Ste-Eugénie le 7 avril 1882, salle St-Pierre, 17.

---

(1) Observation recueillie par M. A. Ronsin, interne du service.

Ce jeune homme est actuellement porteur à gauche d'une pointe herniaire assez prononcée quand il fait effort ; il prétend avoir long-temps porté dans son enfance un bandage herniaire de ce côté, et affirme que sa hernie avait été guérie et qu'elle n'a reparu que depuis deux ans : il ne se savait rien d'anormal à droite.

Le 7 avril, en jouant avec des camarades, il sentit tout d'un coup sortir dans la région inguinale droite une petite tumeur qui lui fit éprouver une douleur assez vive. De retour chez lui il se coucha, et à partir de ce moment il fut pris de vomissements continuels, d'abord alimentaires, puis bilieux. Pas de gaz rendus par l'anus de toute la journée. Une tentative de réduction faite par un médecin de la ville pendant dix minutes reste infructueuse. Le malade ne dort pas pendant la nuit ; il entre à l'hôpital dès le lendemain matin.

8 avril. — Les vomissements ont continué, ils sont jaunâtres et laissent dans la bouche du patient une saveur très désagréable. — Constipation toujours la même. — Au-dessus de l'arcade crurale on trouve une tumeur ovoïde, à grand axe parallèle à l'arcade, occupant les 2/3 externes du canal inguinal ; cette tumeur n'est pas volumineuse, mais en raison de la maigreur du sujet, elle se laisse facilement apercevoir. L'orifice externe du canal inguinal est libre, et on peut y faire pénétrer l'extrémité du petit doigt, qui va buter contre la tumeur dans l'intérieur du canal. Cette tumeur n'est pas dure, elle est rénitente, à pédicule relativement volumineux au niveau de l'orifice interne. En pressant sur la paroi abdominale à ce niveau, on ne sent pas de corde épiploïque, mais simplement le pédicule à tension rénitente manifestement formé par l'intestin.

M. Faucon fait pendant cinq minutes des tentatives modérées de taxis : elles sont très douloureuses, le malade pousse des cris et fait des mouvements qui gênent l'opération. Le ventre était plat, et pendant la flexion de la cuisse la tumeur disparaissait et échappait aux pressions. Il fallait, dans ces mouvements désordonnés, la ponrsuivre pour ainsi dire au vol.

Pourtant une moitié avait disparu sans qu'on eût senti de gargouillement.

Craignant dans ce taxis rendu irrégulier par les soubresauts du malade de s'exposer à refouler la hernie en masse, M. Faucon le fait chloroformer, en se bornant, pendant la période d'excitation qui se manifesta , à maintenir une compression douce avec la main pour empêcher la portion réduite de sortir à nouveau.

La résolution obtenue , on fut étonné de ne plus sentir de tumeur dans le canal , mais la palpation profonde vers l'anneau interne lais-sait apercevoir un restant de tumeur rénitente.

M. Faucon exerce alors sur la fosse iliaque , avec la main gauche, une pression profonde pour faire engager la tumeur dans le canal , et il s'efforce de pincer le sac qu'il craignait de refouler dans l'abdomen.

Pendant cette manœuvre il sent les parties fuir profondément , mais sans gargouillement.

Ne constatant plus de tumeur ni de résistance, M. Faucon applique sur le canal des compresses graduées maintenues par un spica com-presseur.

Il était 10 heures du matin : la réduction sous le chloroforme avait duré cinq minutes.

Pour éviter les vomissements chloroformiques, on ne permit au malade que de la glace pendant les trois heures qui suivirent ; puis on lui donna du bouillon froid et du café.

Pendant toute la journée il fut soulagé ; les vomissements ces-sèrent , mais il n'y eut ni selles ni émission de gaz par l'anus.

Mais à partir de 9 heures du soir les vomissements reparaissent , cette fois verdâtres et porracés. Ils se reproduisent à peu près d'heure en heure pendant toute la nuit.

A la visite du 9, au matin , la physionomie est bonne, le ventre est très légèrement ballonné ; on éprouve derrière le canal , au niveau de l'orifice interne , une sensation de rénitence sans qu'on puisse , par des pressions sur la fosse iliaque, faire sortir de tumeur par le canal ; il y a en ce point une douleur localisée , qui par la palpation s'exas-père. Le malade est toujours apyrétique. T. 37°. P. 66 ; glace *intus* et *extrà* , café et bouillon froids.

Pendant la journée, trois petits vomissements de matières verdâtres; le malade prétend avoir une fois lâché un gaz par l'anus : toujours pas de selles.

Même état à 3 heures 1/2. L'exploration laisse M. Faucon dans le doute. Est-ce une réduction en masse, une pointe de hernie étranglée, un début de péritonite circonscrite ? Le malade est encore sans fièvre, le pouls plein : T. 37°8, P. 60 ; mais le faciès change et devient abdominal.

M. Fauçon se décide à intervenir et à aller à la recherche de la cause de l'étranglement. Voici la relation de l'opération telle qu'il nous l'a dictée :

Le malade étant chloroformisé, je fais l'incision des téguments et du tissu cellulaire sous-cutané en suivant l'axe et dans toute l'étendue du canal jusqu'au niveau de l'anneau du grand oblique que je découvre.

Ce premier temps de l'opération effectué, je trouve l'orifice fermé profondément par un opercule membraneux. J'introduis l'index dans le canal et pénètre facilement jusqu'à l'orifice interne où je perçois une tumeur rénitente de la grosseur d'une amande : pendant que je pratique des explorations et de douces pressions, je sens au bout d'un instant un gargouillement et l'anneau profond se trouve subitement dégagé ; je puis alors enfoncer profondémeut le doigt qui sert de dilatateur jusque dans la fosse iliaque et le petit bassin sans plus percevoir de tumeur ni de résistance. Ces manœuvres répétées plusieurs fois me donnent toujours le même résultat ; les mêmes sensations sont perçues par le Dr V. Fauçon, professeur suppléant, qui m'aidait dans cette opération. Il n'y avait pas à en douter, je venais de pratiquer un taxis *immédiat* sur une pointe de hernie étranglée à l'orifice inguinal profond.

Pendant que nous étions à discuter le fait et à rechercher s'il pouvait laisser place à une autre éventualité, un effort de toux fit pénétrer la hernie dans le canal et nous la vîmes alors s'avancer jusqu'au voisinage de l'anneau, et la réduction s'en fit à la moindre pression. Le diagnostic absolument confirmé, je me gardai d'ouvrir le canal et fermai la plaie par cinq points de suture métallique Cette opération et le pansement furent pratiqués par la méthode de Lister.

10 avril. — Un dernier vomissement, hier soir, à 7 heures ; injection hypodermique d'un centigramme de morphine pour combattre une légère douleur abdominale : nuit calme : ce matin physionomie excellente, température normale. Le malade a rendu des gaz toute la nuit.

11 avril. — Même état, pas de selles, un lavement. Le malade a eu une selle dans l'après-midi, quarante-cinq heures après l'opération.

A partir de ce moment les fonctions reprirent leur cours normal ;

la plaie se réunit profondément par première intention , mais dans ses 2/3 externes il y eut, jusqu'au 20 , une légère suppuration superficielle.

Le malade sortit le 6 mai avec un bandage herniaire double contenant parfaitement sa double hernie.

Ce fait peut être présenté comme un type de hernie inguinale qui s'étrangle, alors qu'elleoccupe uniquement le canal inguinal en totalité ou en partie. C'est Dance, nous l'avons dit, qui a donné à cette hernie le nom d'*intra-pariétale* (1). Murray et Velpeau l'ont décrite sous le nom de hernie *inguinale incomplète* (2), A. Cooper sous celui de hernie *inguinale petite* (3), Boyer sous celui d'*intra-inguinale* (4).

La dénomination de Dance est celle qui nous satisfait le mieux ; elle spécifie nettement le siège de la hernie, et elle repose sur des caractéres qui ne sont ni équivoques ni variables.

La hernie intra-pariétale peut persister indéfiniment sans s'accroître et même sans présenter d'accidents : c'est ce qui ressort des recherches de Malgaigne sur les vieillards de Bicètre (5). Mais il y a longtemps que l'on sait qu'elle peut s'étrangler.

A. Cooper, qui a signalé le fait (6), en cite un exemple irrécusable dans sa 244e observation (p. 272). Il va même jusqu'à prétendre que ces hernies s'étranglent plus fréquemment qu'on

---

(1) Dance. *Loco cit.*

(2) Velpeau. *Nouveaux éléments de médecine opératoire*, Bruxelles , 1832 , p. 393.

(3) A. Cooper. *OEuvres chirurgicales complètes* , trad. de Chassaignac et Richelot, Paris, 1837, p. 279.

(4) Boyer. *Traité des maladies chirurgicales*, 5e éd. Paris, 1849, t.VI, p. 340.

(5) Malgaigne. *Traité d'anatomie chirurgicale*, t. II, p. 267 et suiv.

(6) Depuis A. Cooper, nombre d'auteurs l'ont indiqué. M. Gosselin l'a rappelé dans ses *Leçons sur les hernies abdominales*, p 319, ainsi que M Duplay dans son *Traité de pathologie externe*, p. 171.

ne le suppose, mais en raison des difficultés du diagnostic, « on attribue, dit-il, à une inflammation du péritoine les symptômes de l'étranglement, et le malade succombe à ce qu'on regarde comme une péritonite idiopathique. » Cela tient, d'après lui, à ce que « cette variété de hernie demande pour être reconnue sur le vivant un examen attentif. En effet, elle ne présente point cette tumeur détachée et circonscrite que forme la hernie quand elle a franchi l'anneau inguinal ; elle présente l'aspect d'un simple bombement au-dessus de l'anneau et du ligament de Poupart. »

Ces difficultés du diagnostic peuvent exister chez les individus de fort embonpoint, dont les parois abdominales sont surchargées d'un épais pannicule de graisse (1), mais chez les personnes maigres, à parois peu épaisses comme notre adolescent, rien n'est plus facile que de reconnaître la tumeur herniaire. Il faut en excepter les cas où la hernie s'étrangle, alors qu'elle n'a fait que franchir l'anneau inguinal profond lorsquelle a à peine dépassé ce premier degré que Malgaigne a désigné sous le nom de *hernie commençante* ou *pointe de hernie* (2).

Nous avons nous même fait l'expérience de l'embarras dans lequel peut se trouver le chirurgien en pareil cas.

A la visite du 9 avril, au matin, alors que l'étranglement herniaire avait récidivé sans que la hernie eût repris son volume de la veille, nous n'étions rien moins que renseigné sur la cause qui avait amené le retour des accidents, onze heures après leur cessation.

Nous trouvions localement des signes importants, tels qu'une

---

(1) Goyrand avait insisté sur ce point : « On conçoit , dit-il , qu'une très petite hernie *inguino-interstitielle*, existant chez un sujet ayant beaucoup d'embonpoint, pouvait être prise pour un étranglement interne. » (p. 483). Une très petite hernie *inguino-interstitielle* ne saurait être autre chose qu'une hernie intra-pariétale, telle que nous l'entendons : ce ne sont pas ces sortes de hernies inguinales qui vont décoller les muscles abdominaux et pénétrer dans leurs interstices.

(2) Malgaigne. *Loco cit.*, p. 266.

douleur localisée, s'exaspérant par la pression et une rénitence spéciale qui nous renseignait sur la présence du *corpus delicti*, mais quelle était la nature de l'affection ? Avions-nous sous les yeux une hernie réduite en masse ? Etait-ce un simple pincement d'une portion d'anse intestinale, réengagée à l'orifice profond du canal inguinal ? N'était-ce pas une péritonite localisée au début ? De la fin de la visite au moment où je suis retourné à l'hôpital, cette question de diagnostic m'a vivement préoccupé et je dois avouer que, bien qu'ayant fait le taxis moi-même, bien que n'ayant pas pratiqué de pressions sur le fond du sac, ni même de pression exagérée sur les parties latérales de la tumeur, je redoutais d'avoir réduit une hernie en bloc.

J'ai publié jadis un fait qui prouve que la réduction en masse ne résulte pas toujours du taxis forcé (1), et ce fait était resté présent à ma mémoire. L'impossibilité de faire sortir de l'abdomen par des pressions ou la toux cette tumeur rénitente, que je devinais profondément derrière l'extrémité supérieure du canal, semblait me confirmer dans cette idée. D'autre part la cessation des vomissements pendant onze heures plaidait contre la réduction en masse ; il est vrai qu'elle n'avait pas été acompagnée de selles, ni d'émission de gaz par l'anus. Et, je le répète, l'absence de toute tumeur appréciable dans le canal me portait peu à croire à la récidive de l'étranglement au niveau de l'anneau profond. Il faut avoir passé par ces perplexités pour juger des difficultés d'un diagnostic qui paraît si simple, après coup, lorsqu'on lit à tête reposée les détails rétrospectifs d'une observation ! C'est en face de cette incertitude sur la véritable cause des accidents, que je me suis cru autorisé à pratiquer, sans plus tarder, une incision exploratrice et je n'hésiterais pas à recourir au même moyen en pareille occurence. C'est aussi l'avis de Goyrand : « Dans les cas dou-

---

(1) A. Faucon. *Sur une variété d'étranglement interne reconnaissant pour cause les hernies internes ou intra-abdominales (Arch. gén. de méd.,* 1873).

teux, dit-il, le chirurgien devra résoudre le problème par l'incision (1). »

Aux difficultés de diagnostic qui peuvent surgir dans les cas de hernie intra-pariétale, s'ajoutent presque toujours des difficultés de réduction.

On peut applliquer à ces faits ce que Goyrand disait des hernies iuterstitielles qu'il a décrites, et dont nous parlerons plus loin : « Contre l'étranglement de cette hernie, le taxis a bien peu d'action ; son inefficacité tient à deux causes anatomiques : la première est la résistance de l'aponévrose du grand oblique, qui fait qu'on ne peut pas avec la main pelotonner la hernie sur l'ouverture de la paroi du ventre pour la repousser ensuite en bloc vers cette ouverture qui l'a laissée sortir, et à travers laquelle il faudrait la faire repasser. La seconde cause est le défaut de fixité du *fascia transversalis*, qui forme la paroi postérieure du canal inguinal. Ce défaut de fixité est tel que l'effort qui presse sur la hernie refoule le *fascia transversalis* vers la cavité abdominale, au lieu de faire rentrer la hernie. On ne devra pas cependant renoncer à tout espoir de faire rentrer la hernie, comme le prouve le succès que nous avons obtenu dans notre XXXVIᵉ observation ; mais on insistera moins sur le taxis que dans les hernies ordinaires, et quand les premières tentatives auront échoué, dès qu'on aura reconnu l'inefficacité des applications de glace, des lavements purgatifs et de l'huile de croton donnée à l'intérieure, il faudra recourir à la kélotomie (2). »

Ces préceptes du chirurgien d'Aix sont marqués au coin de la saine observation et d'une expérience consommée ; le taxis ordinaire n'avait pu chez notre hernieux amener la réduction de la tumeur incluse dans le canal ; le taxis aidé du chloroforme a réussi, et on devra y avoir recours avant l'intervention opératoire, si la durée de l'étranglement y autorise.

---

(1) Goyrand (d'Aix). *Clin. chir.*, p. 383.
(2) Goyrand. *Clin. chir.*, p. 383.

Quant à la récidive qui s'est produite, le chloroforme lui-même a été impuissant à la combattre, une intervention opératoire a été nécessaire ; mais je dois faire remarquer que dans ce cas je n'ai pas été forcé de recourir à la kélotomie complète, ni même au débridement sans ouverture du sac. Le procédé qui m'a réussi à lever l'étranglement n'a peut-être jamais été employé ; c'est une combinaison du premier temps de la kélotomie avec le taxis pratiqué par l'index au fond du canal et au collet du sac. C'est là un procédé de circonstance qu'il est bon de noter en passant, et dont les applications pourront être étudiées dans l'avenir. Il me semble que ce *taxis immédiat*, si je puis m'exprimer ainsi, peut trouver d'autres indications que celles du fait actuel ; grâce à la méthode antiseptique, il présenterait probablement d'ordinaire la même bénignité et pourrait peut-être éviter dans certains cas l'ouverture du sac herniaire.

B. — HERNIE INGUINO-INTERSTITIELLE.

Obs. II. — *Hernie inguino-interstitielle étranglée. — Réduction par le taxis aidé du chloroforme. — Guérison.* (1)

Sion Marie, 29 ans, dévideuse, entre à Ste-Eugénie, salle Saint-Augustin 7, dans la soirée du 28 février.

Cette femme porte, depuis plusieurs années déjà, deux hernies inguinales. La plus ancienne, celle de gauche, remonte à cinq ans et se serait produite pendant un accouchement. L'autre est plus récente et reconnaîtrait pour cause un effort. Ces deux hernies se réduisaient facilement et complètement, mais elles ont été mal maintenues par un bandage imparfait ; cependant la malade n'en était pas incommodée.

Vers la fin de la semaine précédente, elle ressentit quelques douleurs dans le bas-ventre, et le 26, au matin, elle s'aperçut que sa hernie gauche était irréductible et très douloureuse, aussi bien spontanément qu'à la pression. Elle appliqua des cataplasmes et le taxis fut tenté, mais les renseignements sur ce dernier point sont très

---

(1) Observation recueillie par H. Lavrand, interne du service.

vagues. Depuis le 26, au soir, elle n'a rendu ni matières fécales, ni gaz stercoraux. Elle n'a pu dormir la nuit du 28 au 1er mars. Elle se plaint de douleurs très vives au niveau de la tumeur et de coliques. Dans la journée du 28 elle a eu des nausées, mais sans effort nauséeux et sans vomissement. La langue est blanche, non saburrale. Pouls petit, filiforme. La tumeur, grosse comme un œuf de poule, est située à une assez grande distance de l'épine du pubis, à cheval sur le ligament de Fallope ; elle est interstitielle, elle n'a pas franchi l'anneau et remonte dans la paroi abdominale. Elle est lisse, régulière, non adhérente à la peau ; elle est mate sur toute son étendue. Au point de vue de la consistance, cette hernie, que la palpation révèle plus volumineuse qu'elle ne le paraît à l'œil, peut être divisée en deux portions : l'une antérieure, rénitente ; l'autre plus profonde, constituée par une masse dure, mais sans lobules apparents. Le pédicule est épais et se perd dans le ventre, à une grande distance de l'anneau superficiel, et dans un point qui semble un peu plus rapproché de l'épine iliaque que ne l'est d'ordinaire le siège de l'anneau profond. La palpation est très douloureuse, le ventre commence à se ballonner, mais n'est pas sensible.

M. Faucon diagnostique une hernie inguino-interstitielle étranglée, formée d'intestin et d'épiploon.

Les symptômes locaux et généraux n'offrant pas d'indication urgente, il se propose d'obtenir la réduction par le taxis aidé de la chloroformisation, quitte à pratiquer la kélotomie, en cas d'insuccès après une seule tentative.

Le taxis fut malaisé, parce qu'il était impossible d'empoigner toute cette hernie profondément logée dans la paroi du ventre, et à cause du peu de résistance de cette dernière, qui s'enfonçait vers la fosse iliaque. La tumeur, au lieu de rentrer, se déplaçait tout entière vers l'épine iliaque et s'enfonçait dans l'abdomen. Aussi le taxis fut-il prolongé et M. Faucon dut-il à plusieurs reprises se faire suppléer par des aides. Au bout de vingt-cinq minutes, il ne restait plus qu'un noyau induré qu'il fut impossible de faire rentrer ; on avait à plusieurs reprises perçu du gargouillement en même temps que la tumeur diminuait. M. Faucon appliqua un bandage compressif en émettant l'avis que l'intestin était réduit et que ce qui restait de la tumeur n'était plus que la portion épiploïque, d'ordinaire irréductible par le taxis au troisième jour. Il prescrivit un lavement purgatif.

Le jour même la malade eut deux selles et dès le lendemain elle était sans douleur.

M. Faucon quitta le service le 6 mars et l'épiplocèle s'était spontanément réduite.

Ce second fait diffère du premier que nous avons relaté par un caractère essentiel : c'est que, nous l'avons déjà dit, la hernie se creuse dans les interstices de la paroi abdominale une loge surajoutée au canal : voilà ce qui justifie le terme de hernie ingino-interstitielle.

Signalées pour la première fois par J.-L. Petit (1), ces hernies ont été depuis longtemps étudiées avec soin.

Goyrand (d'Aix) avait, en 1834, décrit sous le nom de hernie inguino-interstitielle, une variété de hernie inguinale « dans laquelle les viscères, sortis de l'abdomen par l'orifice supérieur du canal inguinal ou une ouverture anormale du *fascia transversalis*, au lieu de traverser le canal et de franchir son orifice externe, se logent dans sa cavité qu'ils dilatent et dans la partie voisine de l'interstice de la paroi du ventre. » Ce travail fut inséré, en 1836, dans les mémoires de l'Académie de médecine de Paris (2). Il fut plus tard remanié par l'auteur, qui y ajouta quatre observations, et publié sous cette forme nouvelle, en 1870, par les soins du d[r] Silbert, dans un volume intitulé : *Clinique chirurgicale* du d[r] Goyrand (d'Aix) (3).

Dans sa thèse inaugurale. soutenue au mois de février 1835, Dance rapporte des faits de hernies qui, malgré le nom qu'il leur donne, se rapprochent bien plus des hernies interstitielles (4).

Dans ces dernières années, M. Tillaux fit paraître, en 1871,

---

(1) J.-L. Petit. *OEuvres complètes*, édition de la bibliothèque chirurgicale. 1837, p. 610.

(2) *Mém. de l'Acad. de Méd. de Paris*, t. V, p. 14.

(3) Goyrand. *Clinique chirurgicale*, Paris, 1870, p 364

(4) Dance. *Thèses de Paris*, 1835. — Nous n'avons pu consulter la thèse de Roustan, soutenue en 1843.

au *Bulletin de thérapeutique*, un article, très important et très originale sur la hernie inguino-interstielle ; il a consigné ses idées dans son *Traité d'anatomie topographique* auquel je les emprunte (1).

Pour M. Tillaux : 1° La hernie inguino-interstitielle *vraie* est celle qui, ne pouvant *jamais* devenir scrotale, élit son domicile *fixe* dans le canal inguinal et consécutivement dans l'interstice de la paroi abdominale.

2° La condition anatomique indispensable à l'existence de cette hernie est l'absence ou l'étroitesse extrême de l'orifice inférieur du canal inguinal.

3° Cette disposition de l'orifice est étroitement liée à l'ectopie testiculaire.

Lorsque le testicule ne franchit pas l'anneau inguinal superficiel, ce dernier reste étroit, quelquefois réduit à un pertuis ne donnant passage qu'à un mince filet nerveux.

4° Dans ces cas d'ectopie, le testicule peut se trouver inclus dans le canal ou attardé dans la cavité abdominale. Le premier de ces deux genres d'ectopie prédispose infiniment plus à la hernie inguino-interstitielle que le second, puisque l'orifice supérieur du canal inguinal est ouvert dans le premier cas et fermé dans le second.

Il suit de là que la hernie inguino-interstitielle est généralement congénitale.

Telle est, au point de vue pathogénique, la théorie de M. Tillaux ; elle est très nette et très clairement exposée. L'un des élèves de l'auteur, M. le dr G. Dreyfus, en a fait, en 1877, le sujet d'une thèse inaugurale très intéressante (2).

---

(1) Tillaux. *Traité d'anatomie topographique*, Paris, 1877, p. 735 et suiv.

(2) G. Dreyfus. *De la hernie inguinale interstitielle* (Thèses de Paris, 1877, n° 198).

Il nous a semblé curieux de montrer à cette place que P. Lassus avait entrevu et expliqué à sa manière l'influence de l'ectopie testiculaire sur la formation de la hernie inguino-interstitielle En parlant dans sa *Médecine opératoire* (Paris, an 8°

Les propositions du savant chirurgien de Paris nous paraissent un peu trop exclusives ; si elles sont conformes aux faits qu'il a rencontrés, elles sont en désaccord avec d'autres observations dont il est impossible de ne pas tenir compte.

On doit admettre, avec M. Tillaux, comme condition nécessaire à l'existence de la hernie inguino-interstitielle, l'absence ou l'étroitesse extrême de l'anneau inguinal.

Mais ce qu'il est impossible d'accepter c'est que : 1° cette disposition de l'anneau ne reconnaisse d'autre cause que l'ectopie testiculaire ; 2° que la hernie interstitielle ne puisse jamais envoyer de prolongement à travers cet anneau.

On ne peut laisser dans l'ombre, par exemple, au bénéfice d'une théorie, la hernie inguino-interstitielle de la femme.

Or, on en rencontre des exemples beaucoup moins rares qu'on ne le croyait jadis.

« Un point particulier de la hernie inguinale chez la femme, dit M. Gosselin, c'est qu'elle est presque toujours interstitielle ou inguino-pubienne » (1).

Notre seconde observation confirme absolument cette remarque du savant clinicien. L'observation XXX de la clinique chirurgicale de Goyrand a pour titre : *Hernie inguino-interstitielle étranglée chez une femme : kélotomie suivie de succès* (2). Les détails de l'observation justifient pleinement ce titre.

---

de la République , t. I , p. 135) , de la hernie qui ne s'échappe pas par l'anneau inguinal, voici comment il s'exprime :

« Si la portion aponévrotique du muscle oblique externe s'affaiblit et cède peu à peu à l'impulsion des viscères, tandis que l'anneau et l'arcade crurale *offrent une résistance insurmontable* par une cause quelconque, par exemple , *lorsque le testicule est arrêté dans l'anneau et le bouche*, cette aponévrose formera , en s'allongeant, une espèce de sac herniaire, indépendamment de celui qui est naturellement fourni par le péritoine »

C'est ainsi qu'il explique la hernie signalée par J.-L. Petit. *Nil novi sub sole.*

(1) Gosselin. *Loco cit.*, p. 378.

(2) Goyrand. *Clin. chir*, p. 367.

L'étroitesse de l'anneau inguinal et la formation consécutive de la hernie inguino-interstitielle reconnaissent donc d'autres causes que l'ectopie testiculaire.

Quant à cette proposition de notre honorable collègue de la Société de chirurgie, que la hernie inguino-interstitielle, la seule vraie, est celle qui jamais ne peut franchir l'anneau inguinal externe, nous ne croyons pas non plus devoir l'admettre sans réserve.

Ne peut-on concevoir que la dilatation des parois du canal inguinal et le décollement des muscles abdominaux peuvent avoir une limite, et que, cette limite une fois dépassée, l'effort qui pousse les viscères hors de la cavité abdominale, peut avoir raison de la résistance de l'anneau et de l'aponévrose du grand oblique ?

Nous dirons, comme M. Tillaux, que les faits viennent à l'appui de la théorie.

Dans une de ses opérations, Goyrand a trouvé, en même temps qu'une ectopie testiculaire inguinale et une hernie inguino-interstitielle, une masse épiploïque, qui était parvenue à franchir l'anneau inguinal, au devant duquel elle s'étalait en champignon, pendant que l'intestin était resté dans le sac (obs. XXXI). En même temps l'aponévrose du grand oblique était amincie et éraillée (1).

Récuser un pareil fait et l'élaguer de la classe des hernies inguino-interstitielles vraies, serait se laisser dominer par la conception étiologique que M. Tillaux a eu le mérite de mettre en relief, et méconnaître le caractère fondamental de la hernie interstitielle.

Dans une autre opération (obs. XXXII), Goyrand a encore constaté l'amincissement et l'éraillure de l'aponévrose du grand oblique, ce qui prouve que la dilatation du canal a des bornes (2).

Pour nous résumer, nous pensons que la théorie de M. Til-

(1-2) Goyrand. *Clin. chir.*, p. 369 et 371.

laux, vraie pour les cas analogues à celui qu'il a observé, ne saurait s'appliquer à toutes les hernies inguino-interstitielles ; que la formation de ces hernies reconnaît d'autres causes que l'ectopie testiculaire et qu'une hernie inguino-interstitielle ne change pas de nature, alors même qu'elle envoie, ainsi que l'ont indiqué Lawrence (1) et Goyrand, un prolongement vers le pubis, à travers l'anneau inguinal.

Peut-être M. Tillaux a-t il quelque peu lui-même modifié son opinion, depuis la publication du travail de Dreyfus : « Pour moi, disait-il en 1878, dans la discussion de la Société de chirurgie dont nous avons maintes fois parlé, je désigne sous ce nom (hernie interstitielle) la hernie qui, après avoir pénétré par l'orifice interne dans le canal inguinal, s'est logée dans les muscles, parce que, *par une cause quelconque*, elle n'a pu franchir l'anneau externe (2). »

M. Tillaux a eu la bonne fortune de découvrir dans une autopsie l'une de ces *causes quelconques*; quant à déterminer les autres, il faut le demander à de nouvelles observations. L'étroitesse habituel de l'anneau inguinal chez la femme rend compte de la fréquence relative des hernies inguino-interstitielles dans le sexe féminin.

La question du traitement des hernies inguino-interstitielles est des plus intéressantes. Elle a été soulevée par Goyrand qui accordait peu de confiance au taxis. Nous avons plus haut, à propos de la hernie intra pariétale, cité textuellement les raisons qu'il alléguait pour expliquer le peu d'efficacité de cette méthode.

M. Tillaux a renchéri sur l'opinion de Goyrand : « Le taxis, dit-il, est plutôt nuisible qu'utile dans la hernie inguino-interstitielle étranglée. »

C'est que M. Tillaux admet pour cette hernie un mode

---

(1) Lawrence. *Traité des hernies.*

(2) *Mém. et Bull. de la Soc. de Chir. de Paris*, nouvelle série, t. IV, 1878, p. 369.

d'étranglement spécial. L'intestin, au lieu d'être étranglé par le collet du sac, au niveau de l'anneau inguinal profond, serait fortement serré entre l'aponévrose du grand oblique en avant, le petit oblique et le traverse en arrière.

Dans ces conditions les pressions nécessitées par le taxis sur les parois abdominales ne feront qu'appliquer davantage l'une sur l'autre les deux parois antéro-postérieures qui limitent le sac, et augmenter la constriction (1).

Les idées de M. Tillaux sur le mécanisme de l'étranglement et sur l'action du taxis sont ingénieuses et sans doute applicables au fait qu'il a observé ; mais, pour nous, ce fait est tout à fait exceptionnel. Dans la majorité des cas, les hernies inguino-interstitielles sont étranglées par le collet du sac au niveau de l'anneau profond.

Quant aux difficultés du taxis, nous sommes loin de les méconnaître : mais l'observation qui nous est propre démontre que le taxis n'est pas toujours inutile, ni nuisible. Au reste, avec Goyrand et M. Tillaux, nous pensons qu'il ne faut pas trop longtemps insister sur ce mode de traitement, et si la réduction n'avait pas été obtenue par ce moyen, aidé de la chloroformisation et suffisamment prolongé, nous aurions pratiqué l'opération, qui avait été acceptée par la malade en cas d'échec.

Nous avons l'honneur de soumettre à l'Académie les conclusions suivantes :

1° Le groupe des hernies inguinales désignées sous le nom commun de hernies intestitielles doit être cliniquement divisé en deux variétés : a) la hernie inguinale *intra-pariétale ;* b) la hernie inguinale *interstitielle* proprement dite ou *inguino-interstitielle.*

2° La hernie intra-pariétale n'est que le second degré de la hernie inguinale commune ; elle peut être surprise par

____

(1) Tillaux. *Loco cit.*, passim , p. 785-789.

l'étranglement avant d'avoir franchi l'anneau inguinal superficiel.

3° On peut la guérir, quand le **taxis** ordinaire n'a pas
réussi, par le taxis *immédiat*, pratiqué au moyen du doigt
dans l'intérieur du canal inguinal mis à découvert par le premier temps de la kélotomie.

4° La hernie inguino-interstitielle est celle qui, après avoir
dilaté le canal et décollé les muscles, se loge dans l'interstice
de la paroi abdominale.

5° La formation de cette hernie est liée à l'étroitesse ou à
l'absence de l'anneau inguinal superficiel.

6° Cette disposition anatomique de l'anneau reconnaît d'autres causes que l'ectopie testiculaire ; elle est assez fréquente
chez la femme.

7° La hernie inguino-interstitielle étranglée ne doit pas être
traitée d'emblée par la kélotomie, elle est susceptible de guérison par le taxis ordinaire ou le taxis aidé de la chloroformisation.

98

PRINCIPAUX TRAVAUX DE L'AUTEUR :

1. Des indications d'amputations que présentent les fractures compliquées (Strasbourg, 1865).

2. Nystagmus par insuffisance des droits externes (*Journal d'Ophthalmologie*, Paris, 1872).

3. De l'héméralopie épidémique envisagée au point de vue de la simulation (*Ibid*).

4. Mémoire sur une variété d'étranglement interne, reconnaissant pour cause les hernies internes ou intra-abdominales (*Archives générales de Médecine*, 1873).

5. De l'étranglement interne produit par les hystérômes (*Bulletin de la Société de Chirurgie*, 1873).

6. Note sur le trachéocèle (*Ibid*, 1873).

7. Note sur deux cas de fistules branchiales (*Ibid*, 1874).

8. Note sur les kystes hordéiformes du poignet (*Ibid*, 1874).

9. Note sur l'extirpation simultanée du menton, de la lèvre inférieure et du corps du maxillaire inférieur (*Ibid*, 1876).

10. De la mortalité des enfants du premier âge à Amiens (Amiens, 1874). Mémoire couronné par l'Académie de médecine de Paris.

11. Note sur un cas de polygnathie (*Annales de Gynécologie*, in *Études tératologiques de la polygnathie chez l'homme*, par le Docteur MAGITOT, nos d'août 1875 et suiv.)

12. Ambroise Paré, chirurgien d'armée (*Mémoires de l'Académie des Sciences, des Lettres et des Arts d'Amiens*, 1876).

13. De la péritonite et du phlegmon sous-péritonéal d'origine blennorrhagique (*Archives générales de médecine*, 1877).

14. Mémoire sur la mydriase et la paralysie de l'accommodation d'origine traumatique (*Avenir médical du Nord de la France*, 1878).

15. Leçons de clinique chirurgicale professées à l'hôpital Ste-Eugénie de Lille (Paris, 1879).

16. De l'épiploïte herniaire et spécialement de l'épiploïte phlegmoneuse (*Bulletin de l'Académie de médecine de Belgique*, 1879).

17. De la résection de toute la diaphyse du tibia dans certains cas d'ostéo-myélo-périostite diffuse aiguë (Extrait des *Mémoires couronnés et autres Mémoires*, publiés par l'Académie royale de médecine de Belgique, 1880).

18. Note sur l'amputation du col de l'utérus par le thermo-cautère (*Bulletins et Mémoires de la Société de Chirurgie de Paris*, 1880).

19. Des luxations traumatiques de l'atlas sur l'axis (variété antérieure), *Journal des Sciences médicales de Lille*, 1880.

20. Contribution à l'étude du traitement des kystes synoviaux de la main et du poignet par la méthode antiseptique (*Bulletins de l'Académie de médecine*, 1881).

21. Traitement de la chute de l'utérus (*Archives de Tocologie*, 1881).